ÉLOGE

DE MONSIEUR

LE CAT,

Ecuyer, Docteur en Médecine, Chirurgien en chef de l'Hôtel-Dieu de Rouen, Membre des Académies de Londres, Madrid, Lyon, &c. & Secrétaire perpétuel de celle de Rouen.

Par M. Ballière Delaisment, de l'Académie des Sciences, Belles-Lettres & Arts de Rouen.

Lu à la Séance publique le 2 Août 1769.

Quæfierat Studio nomen memorabile. Ovid.

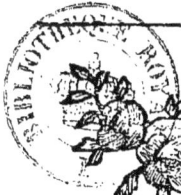

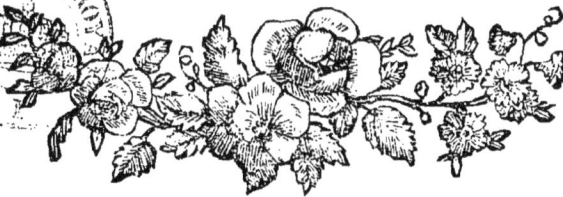

A ROUEN,

De l'Imp. de Laurent Dumesnil, rue de l'Écureuil.

Et se vend

Chez le Boucher, fils, Libraire, rue Ganterie.

M. DCC. LXIX.

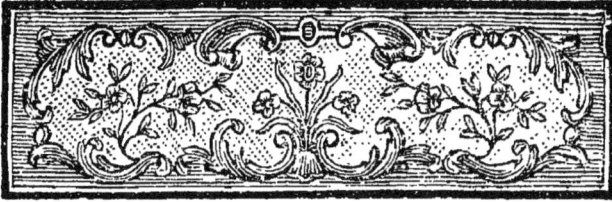

ÉLOGE

DE MONSIEUR

LE CAT.

Ntre les divers motifs qui déterminent le cœur humain & qui
enfantent les grandes actions,
deux des plus puissans sont l'amour de
la Gloire & l'amour de l'Humanité :
par le premier l'homme placé au centre d'une sphere qu'il brûle de remplir & d'étendre, rapporte tout à soi,
multiplie son existence & veut se devoir à lui-même l'immortalité à laquelle
il aspire ; par le second le premier s'en-
noblit, la dignité des principes, la générosité des desirs excitent l'enthou-
siasme du genre-humain qui applaudit
à son Bienfaiteur, & qui légitimant
dans les Hommes illustres la part qu'ils

ont eu à leur célébrité, se plaît à leur payer un double tribut d'admiration & de reconnoissance.

Ces deux passions réunies, l'amour de la Gloire, & l'amour de l'Humanité constituerent le caractere principal de CLAUDE-NICOLAS LE CAT, Ecuyer, Docteur en Médecine, Chirurgien en chef de l'Hôtel-Dieu de Rouen, Lithotomiste pensionnaire de la même Ville, Professeur, Démonstrateur Royal en Anatomie & Chirurgie, Correspondant de l'Académie des Sciences de Paris, Doyen des Associés régnicoles de celles de Chirurgie de Paris; des Académies Royales de Londres, Madrid, Porto, Berlin, Lyon; des Académies Impériales des Curieux de la Nature & de Saint Pétersbourg, de l'Institut de Bologne, Secrétaire perpétuel de l'Académie Royale des Sciences, Belles-Lettres & Arts de Rouen.

Il naquit à Blérancourt en Picardie le 6 Septembre 1700 de Claude le Cat, Chirurgien lettré, & de N. Méresse, fille de Simon Méresse, Chirurgien établi aussi à Blérancourt. Cet Aïeul

& le Bifaïeul maternel de M. le Cat , auffi Chirurgien , étoient éleves de l'Hôtel-Dieu de Paris , leur réputation ne fut pas bornée par les limites de leur Province ; ce Bifaïeul , felon une tradition de la famille , fut apellé à la Cour pour la Reine Marie-Anne d'Autriche.

Si l'habitude & le long exercice font les feuls moyens qui puiffent mener à la perfection dans tous les Arts , les leçons & les exemples des Hommes habiles font bien capables auffi de féconder le germe des talens. M. le Cat puifoit dans le fein de fa famille des préceptes & des modeles , & c'eft fans doute en partie à la conftance avec laquelle fes Ancêtres ont perfévéré dans une profeffion honorable qui les rendoit à la fois illuftres & utiles , que l'on doit attribuer cette ardeur infatigable pour le progrès de l'Anatomie , cette habitude du travail , cette paffion pour l'étude aidées d'une facilité prodigieufe , qui lui ont rendu familieres toutes les parties de la Phyfique , & qui en ont fait un des premiers Hommes de fon fiecle.

A 3

Ses Parens l'avoient deſtiné à l'état
Eccléſiaſtique , dont il porta l'habit
pendant dix ans; mais le recueillement
perpétuel que le ſaint Miniſtere exige,
la réſerve auſtere qu'il faut employer
dans la diſtribution des vérités ſacrées
dont la moindre altération eſt un crime, s'accordoient mal avec un génie in-
ventif qui ſaiſiſſoit rapidement tout ce
que la Nature , les Sciences , les Arts
préſentoient de piquant, de neuf , de
curieux. Une découverte nouvelle
étoit l'aliment de ſon ame , il goûtoit
le plaiſir de créer , les découvertes des
autres excitoient ſon ardeur , il répé-
toit les expériences nouvelles , & ſe les
approprioit en quelque ſorte par les per-
fections qu'il y ajoutoit ſur le champ.

Cette diſpoſition d'eſprit le détermi-
na à préférer l'état de la Médecine.
On ſait que c'eſt celui qui facilite le
plus l'étude de la nature , qui favoriſe
le plus le goût de l'hiſtoire naturelle.
Nos aïeux ne donnoient pas à leurs
Médecins d'autre nom que celui de
Phyſiciens ; nos voiſins le leur donnent
encore , & les meilleurs ouvrages ſur
tous les Arts ſont dûs preſque tous à

des Docteurs de cette Faculté.

Par une suite de ce même caractere, M. le Cat choisit entre les diver-
ses parties de la Médecine, celle qui
convenoit le plus à son activité, celle
qui offre le plus de phénomenes singu-
liers, celle qui exige une action con-
tinuelle, la Chirurgie, l'Anatomie.

Sans sortir de chez lui, il put satis-
faire son inclination. Son Pere, éleve
de M. Maréchal premier Chirurgien
du Roi, lui apprit les élémens de son
Art, & à la douceur de l'instruction
paternelle joignoit l'avantage d'enri-
chir un successeur de trésors & de con-
noissances héréditaires. Des observations & des mémoires anatomiques envoyés par le Pere, & lus par le Fils à
l'Académie de Rouen, prouvent le
mérite de l'Instituteur, & le fruit que
le Disciple pouvoit retirer de ses leçons. Il alla ensuite à Paris chercher
de nouvelles occasions de s'instruire &
de se perfectionner. Le premier Maître qu'il y suivit fut M. Winslou, qui
faisoit alors un Cours public d'Anatomie aux Ecoles de Médecine. Une
ancienne amitié soutenue ou occasion-

née par l'alliance quoiqu'un peu éloignée, attacha M. le Cat à la famille
de M. Guérin, & enfuite à M. Morand
qui venoit d'être fon Gendre. Il culti-
va ces deux Hommes illuftres. Dans
le même-tems il fréquentoit affidument
l'Hôtel-Dieu qui avoit pour Chirurgien en chef M. Boudou, & la Maifon
de la Charité gouvernée par M. le
Dran, ce qui ne l'empêchoit pas de
faire en même-tems fes Cours de Médecine aux Ecoles de cette Faculté,
& un Cours de Mathématiques au Col-
lege Mazarin.

Il fut en 1728 Chirurgien de M. de
Treffan, Archevêque de Rouen, fes
Cours ne fouffrirent point d'interrup-
tion, & la furvivance de la place de
Chirurgien en chef de l'Hôtel-Dieu
de Rouen ayant été propofée au concours en 1731, fut adjugée à M. le
Cat, qui s'étoit déjà fait connoître
avantageufement par plufieurs ouvrages, entr'autres par une Differtation
fur le Balancement des Arcs-boutans
de l'Eglife de faint Nicaife de Rheims,
& par une Lettre fur l'Aurore boréale
de 1725.

Auſſi-tôt que l'Académie Royale de Chirurgie de Paris eut propoſé des Sujets de Prix, M. le Cat ſe mit ſur les rangs & obtint le premier acceſſit en 1733 ; ce n'étoit-là que le prélude de ſes triomphes. La gloire d'avoir approché du Prix, altérée à ſes yeux par le dépit qu'il reſſentoit de n'avoir fait qu'en approcher, irrita ſon émulation, & il remporta les prix de toutes les années ſuivantes juſqu'en 1738. Il avoit pris cette année-là le mot *Uſquequo* pour deviſe de ſon Mémoire ; il s'agiſſoit de déterminer le caractere diſtinctif des plaies faites par armes à feu, & le traitement qui leur convient. Ce Sujet avoit déjà été propoſé pour le prix de 1736. M. le Cat annonçoit par ſa Deviſe, qu'il avoit déjà concouru une fois pour cet objet, qu'il s'étoit donné de nouveaux ſoins pour mériter le prix double ; & il manifeſtoit ſon impatience ſur le délai de la proclamation d'un Vainqueur. L'Académie interprétant de ſon côté une ſi noble perſévérance, ſe crut obligée de lui faire la queſtion *Uſquequo*. Juſqu'à quand M. le Cat gagnera-t-il les Prix

qu'elle propofe ? & le pria de ne plus
entrer en lice.

Il étoit permis fans doute après avoir
approché d'une Couronne , & avoir en-
levé toutes les autres fucceffivement
d'ambitionner une place parmi les Juges qui les diftribuent. Cette place fol-
licitée par des fuccès éclatans, enlevée,
pour ainfi dire , par le droit des victoires multipliées , fut plutôt offerte
à M. le Cat qu'elle ne lui fut accor-
dée par l'Académie Royale de Chirurgie qui fe hâta de fe l'affocier. Elle
confentit avec fageffe à fe priver des
chefs-d'œuvres dont elle auroit eu un
revenu annuel affuré , pour ne pas dé-
courager ceux que la certitude d'avoir
un Concurrent fi redoutable & fi aguer-
ri auroit empêché d'entrer dans la car-
riére. En effet , les Prix Académiques
femblent être propofés aux talens naif-
fans ou nouvellement formés plutôt
qu'aux talens fupérieurs. Le but des
Prix eft d'exciter l'émulation , de féconder les femences heureufes , d'ar-
rofer les nouveaux rejettons ; & fi toute notre admiration fe portoit fur les
Hommes célebres , fi les regards pu-

blics n'échauffoient pas le germe précieux des jeunes Auteurs, l'espérance
de la moisson prochaine s'évanouiroit,
& l'empressement de jouir de nos ri-
chesses nous priveroit de l'avantage de
les perpétuer.

Après l'invitation faite solemnelle-
ment à M. le Cat de ne plus entrer en
lice & de se reposer sur ses lauriers,
on le voit encore reparoître dans la
même carriere l'année suivante ceint
d'une nouvelle Couronne ; mais il faut
remarquer qu'il n'étoit pas pour cela
moins fidele au glorieux engagement
qu'on lui avoit imposé. Il avoit travaillé l'année précédente pour le prix
qui fut remis, ce n'étoit pas une nouvelle conquête dont sa générosité dût
s'abstenir, c'étoit une ancienne posses-
sion dont il vouloit conserver & constater la propriété ; c'étoit un Laurier
qu'il avoit laissé en arriere & qu'il re-
prenoit en repassant. Il lui sembloit
qu'il auroit manqué quelque chose à
sa Gloire, si un seul des Sujets pro-
posés avant son repos ne lui avoit pas
mérité une Palme. Il s'étoit d'abord
contenté de la satisfaction intérieure

que lui donnoit fa nouvelle victoire,
quoiqu'ignorée, car l'Académie ne fut
que par la fuite quel Athlete elle avoit
couronné, il avoit gardé l'anonyme,
mais l'amour de la Gloire, ainfi que le
feu, peut-il long-temps fe contraindre.

M. le Cat fi authentiquement décla-
ré fupérieur à tous fes rivaux dans la
Chirurgie qu'il avoit choifie pour l'objet principal de fon étude, fe livra dé-
formais à toutes les parties de la Phyfique, entreprit une conquête littéraire univerfelle, travailla pour toutes
les Académies célebres de l'Europe,
& foit par des Mémoires qu'il leur
adreffoit en fon nom, foit en rempor-
tant les Prix fur les Sujets qu'elles
avoient propofé, il devint Citoyen de
toutes les Académies; c'eft ainfi qu'il
fut affocié à celles de Londres, de
Madrid, de Berlin, de Bologne, de
Saint Pétersbourg, &c. & Correfpon-
dant de celle des Sciences de Paris,
le feul titre que puiffent y avoir les
François qui n'habitent pas la Capitale.
Il étoit fi connu par cet ufage de remporter des Prix, que l'Académie des
Curieux de la Nature qui a coutume

de donner un nom de guerre à ſes Aſ-
ſociés le caractériſa par celui de *Pleiſ-
tonicus* , littéralement *l'homme aux
fréquentes victoires.*

Les Sujets propoſés par les Académies acquéroient entre ſes mains cette
heureuſe fécondité qui étoit un de ſes
caracteres diſtinctifs; les objets de diſ-
ſertations produiſoient des volumes ,
la matiere s'étendoit ſous la main de
l'Ouvrier. C'eſt ainſi que la Queſtion
propoſée par l'Académie de Berlin ,
ſur la nature du fluide des Nerfs & ſur
ſon uſage pour le mouvement des muſcles eſt approfondie par M. le Cat ,
de maniere à ne laiſſer rien deſirer.
Nous nous contenterons de donner
une idée ſommaire de ſon ſyſtême ,
qu'il n'eſt pas ici queſtion d'adopter ni de
ſoutenir , & nous emprunterons autant
qu'il ſera poſſible ſes propres termes.

M. le Cat prouve d'abord dans ſon
*Mémoire que le mouvement des muſcles
& des parties muſculaires dépend principalement de la liaiſon qui exiſte entre le cerveau & les muſcles par le moyen
des Nerfs , comme l'avoit ſimplement
énoncé l'Académie , pour laiſſer aux*

Auteurs les preuves à fournir. Il fait voir ensuite que la communication entre le cerveau & les muscles par l'entremise des nerfs , s'exécute au moyen d'une matiere fluide.

Mais si l'existence de ce fluide est évidente , sa nature & ses propriétés sont très-obscures.

Il est l'organe du mouvement & du sentiment. Dans toute l'économie animale , lui seul est lié réciproquement avec l'ame. Il lui obéit avec plus de promptitude que l'éclair. Le cerveau est son filtre & son réservoir. Les matériaux de ce fluide précieux y sont portés par les arteres carotides & vertébrales.

Mais quelle partie de nos liqueurs fournit au cerveau cette substance merveilleuse. Ce n'est ni la partie rouge du sang , puisque les vaisseaux sécrétoires ont la blancheur de la neige ; ni sa partie séreuse & aquatique , car l'eau n'ayant pas d'action pourroit-elle produire d'aussi grands effets ; ce ne sont point les liqueurs huileuses & sulphureuses contenues dans les arteres , les huiles sont trop ennemies de nos nerfs ; ce n'est point l'air contenu dans nos li-

queurs , *l'expérience prouve qu'il ne
passe point par les pores de nos membranes ; la matiere du feu , la matiere
électrique est trop grossiere pour avoir
les qualités sublimes que nous reconnois-
sons dans le fluide nerveux ; ce pourroit
être enfin la lumiere ; mais il est démon-
tré que lorsqu'elle porte dans nos yeux
l'image des objets , la portion de cette
image qui tombe sur la partie moëlleuse
du nerf optique ne l'affecte point , n'est
point vue ; en un mot , il n'y a nulle
proportion , entre la matiere de la lumiere , & le fluide des nerfs.*

*Quel est donc ce fluide plus subtil
qu'aucun de ceux qui affectent nos sens ,
ce fluide si délié que la lumiere n'est
qu'une matiere grossiere auprès de lui?
C'est dans la chaîne immense de tous les
êtres qu'il faut le chercher. Il est , comme
nous l'avons dit , l'organe du mouvement & du sentiment , c'est une substance médiatrice entre l'ame & le corps.*

*Cette substance insinuée dans les corps
anime toute la nature , nul être ne peut
se passer de ce fluide , tous le puisent ,
tous le respirent à leur maniere ; mais
cet être que M. le Cat appelle l'associé*

de notre ame, lequel eſt doué d'une ſub-
tilité ſupérieure à toutes les matieres ordinaires doit être attaché à ces matieres
communes pour y exercer ſon action, &
pour exécuter les ordres de l'ame. Cette
ſubſtance médiatrice priſe néceſſairement
dans la famille des liqueurs, eſt déjà
connue ſous le nom de limphe nervale
ou ſuc nerveux.

M. le Cat démontre ſon exiſtence
dans les trois regnes. Dans le minéral,
c'eſt cette liqueur glutineuſe qui aſſem-
ble les pierres, les marbres; qui paſ-
ſant avec les eaux des pluies à travers
les carrieres les plus épaiſſes produit les
ſtalactites, les cryſtaux, les pierres pré-
cieuſes ſelon les dégrés de pureté que
procurent ces filtrations, & ſelon les divers alliages d'une terre extremement
fine, & de la teinture des métaux que
ce gluten charie avec ſoi.

Parmi les végétaux, ceux même dont
les filieres ſont les plus imperceptibles
laiſſent paſſer librement ce ſuc gom-
meux, cette partie glutineuſe, la meme
que le ſuc nerveux connu dans le re-
gne animal.

Notre Phyſicien rapporte quantité
d'expériences,

d'expériences, dont la plupart sont faites par lui-même, qui prouvent l'existence de ce suc nerveux, & qui en dé-
montrent la nécessité.

Le fluide des nerfs est l'aliment ou le
suc nourricier de toute la machine, ou
du moins des principales parties de la
machine, mais l'esprit animal a des
fonctions supérieures à celles d'être le
nourricier de ces organes. Ainsi le fluide des nerfs est double ; il est composé
de la lymphe nervale & du fluide animal, & sa nature mucilagineuse lui
donne la double propriété du fluide nourricier & vital. L'ame unie à ces deux
principes exerce une puissance motrice
sur le reste de la machine : enfin les es-
prits animaux affectent notre ame par
leurs mouvemens & deviennent les instrumens de nos sensations.

Le Muscle est dans son Origine une
partie toute nerveuse. Il a trois états,
le relâchement extrême, le relâchement
moyen & la contraction. Ces divers états
sont produits par un fluide qui remplit
& dilate les fibres musculaires ou leurs
interstices. Tout ce qu'il y a dans l'é-
conomie animale de parties nerveuses ou

B

de parties fournies de nerfs , comme les
muscles , est pénétré & imbu de ce flui-
de ; & la réunion de ces trois puissances ,
lymphe nervale , fluide animal , ame ,
exécute toutes les opérations , tant vo-
lontaires qu'involontaires.

Ce Mémoire , couronné à l'Académie de Berlin , donna lieu à une querelle favante des plus vives entre M. le
Cat & M. Haller , fur la diftinction des
parties irritables ou non irritables ,
fenfibles ou non fenfibles. M. Haller
diftingue l'irritabilité & la fenfibilité ;
M. le Cat regarde l'irritabilité comme une fuite & comme une preuve du
fentiment , l'un regarde comme fenfibles des parties qui font abfolument
privées de fentiment felon l'autre.

Ce qui rend la queftion plus difficile
encore à décider , c'eft que les mêmes
expériences peuvent être au profit de
l'un & de l'autre fyftême , parce qu'il
y a des fenfibilités , ou des infenfibili-
tés accidentelles & paffageres , & auffi
parce qu'il exifte quelquefois de la fenfibilité fans qu'on en obtienne le témoignage. On fait que des Catalepti-
ques qui ne donnoient aucun figne de

fentiment pendant leur accès , ont affuré enfuite qu'on les avoit beaucoup
fait fouffrir , qu'ils avoient entendu
tout ce qui fe paffoit autour d'eux ,
mais qu'ils n'avoient pu donner aucune démonftration extérieure de leur
fenfibilité.

M. le Cat connoiffoit le mérite du
grand homme dont il combattoit les
fentimens , & perfuadé que la diver-
fité des opinions ne doit pas influer
fur l'eftime & l'amitié, il envoya fon
Traité à M. Haller , qui de fon côté
fit paffer à M. le Cat les fiens & ceux
de fes Eleves qui défendoient la Thefe
oppofée. » J'ai lu tous ces Ouvrages ,
» dit M. le Cat, & ceux de quelques
» autres Obfervateurs , j'ai répété &
» fait répéter les expériences par mes
» Eleves les plus capables ; j'ai faifi
» avec empreffement toutes les occa-
» fions d'en faire fur les bleffés que
» mon Hôpital a pu me fournir depuis
» 1753 ; j'ai intéreffé dans les mêmes
» obfervations tous mes Correfpon-
» dans de France , d'Allemagne , d'I-
» talie , d'Angleterre , &c. « Voilà le
procès autant inftruit qu'il peut l'être.

Mais qui osera le juger ? L'autorité de chacun des Défenseurs est d'un poids immense pour le parti qu'il protege. Le nombre est bien petit de ceux qui peuvent être Juges d'un tel combat. Que le nombre même est petit de ceux qui pourroient en être spectateurs !

M. le Cat avoit traité avec d'autant plus d'ardeur la Question proposée par l'Académie de Berlin , sur le mouvement musculaire , que cette Question lui donnoit lieu de faire valoir son opinion favorite, son système si bien détaillé dans sa *Physiologie*.

Nous parlons ici d'un Ouvrage qui a pour objet l'homme lui-même , & tout l'univers relativement à l'homme. La Physiologie traite de la structure de l'homme & de son méchanisme. Tout ce qu'il y a de matériel dans l'homme compose une machine , & cette machine est composée de solides , de liqueurs & de fluides.

Quelque division que l'on ait pu faire des solides , il a toujours fallu s'arrêter à des fibres creuses , & l'on a été obligé d'imaginer que ces fibres creuses doivent être composées de fibres sans cavité ,

& ses élémens sont ce qu'on appelle fibre simple. Un plan de fibres simples,
unies parallelement & roulé en cylindre,
forme un canal, & c'est ce canal qu'on
appelle la fibre organique. Une corde
faite de plusieurs fibres organiques s'appelle fibre musculaire, & de ces deux
sortes de fibres, organique & musculaire, sont faites les membranes, les vaisseaux, les chairs, & généralement tout
le tissu des solides.

Le ton naturel des parties solides,
leur ressort, leur contraction, leur relâchement sont des suites nécessaires de
l'action que les liqueurs exercent sur les
parties solides ; mais ce sont les fluides
premiers mobiles & conservateurs des
deux autres puissances qui donnent à
tout le mouvement & la vie.

Il existe un fluide moteur universel,
le principe général du mouvement, l'a-
me de la nature ; mais il existe aussi
une autre substance sensitive & motrice
qui est le principe du méchanisme animal,
c'est ce que M. le Cat appelle fluide
animal ; c'est un fluide inaltérable, &
qui communique aux parties qu'il péné-
tre son incorruptibilité.

C'eſt par la reſpiration que cet eſprit univerſel eſt introduit chez les animaux. L'air eſt trop groſſier pour paſſer dans nos liqueurs ; mais ſa fraîcheur condenſe le ſang dont les globules ſont propres à s'imbiber de ce fluide. Le ſang ne l'a pas plutôt reçu que le cœur le pouſſe par l'aorte à toutes les parties , & principalement au cerveau. C'eſt-là que ce fluide trouvant un filtre d'une fineſſe proportionnée à ſa nature , paſſe dans ce viſcere dépouillé de ſon alliage le plus groſſier qu'il laiſſe dans le ſang , & c'eſt l'aſſemblage pur de cette ſubſtance ſublime qui forme le fluide animal , l'ame des bêtes. Nos liqueurs ont toujours beſoin de la préſence de ce fluide vital , elles ſont ſans lui incapables d'aucunes fonctions.

Les organes par leſquels nos liqueurs reçoivent cette précieuſe influence , & par leſquels le fluide animal tire des alliages des liqueurs ſont les Glandes ; leur principal uſage n'eſt pas , comme on l'a cru , de filtrer les liqueurs , mais plutôt , ſuivant M. le Cat , de porter des eſprits dans les liqueurs filtrées. Le Cerveau eſt vraiment la mere - glande , puiſ-

qu'il eſt le filtre général des eſprits.

Un ſecond uſage des glandes eſt de donner au fluide animal une prépara-tion nouvelle & un alliage qui le rend propre à recevoir les ſenſations dans les mammelons nerveux de la peau organes du ſentiment. Car quoique le fluide ani-mal ſoit le premier principe de la vie, cependant il ne peut produire immédia-tement aucune des fonctions matérielles.

Du conſentement unanime des Phy-ſiciens, les nerfs ſont le principe du mouvement & du ſentiment. Leurs parois ſeules ſont l'organe du ſentiment, il reſ-te donc pour leurs cavités d'être l'orga-ne du mouvement.

Le fluide ſubtil qui coule dans les fi-lieres des parois qui compoſent le nerf eſt appellé par M. le Cat fluide ſenſitif, le fluide moins ſubtil qui coule dans la cavité du nerf c'eſt le fluide moteur; & n'eſt-il pas naturel, ajoute-t-il, qu'un flui-de qui a la faculté de ſentir, ſoit ſupé-rieur à celui qui n'a que la vertu de ſe mouvoir.

L'un & l'autre a pour ſource commu-ne le fluide animal contenu dans le cer-veau. Ce fluide filtré par les filieres de la dure-mere & de la pie-mere, acquiert les qualités du fluide fenfitif. Les ganglions répandus par tout le fyftéme nerveux, ajoutent de leur côté au fluide nerveux des propriétés qui le rendent convenable aux différentes fenfations. Car indépendamment de la ftructure des nerfs, particuliere à chaque organe des fenfations, je fuis perfuadé, dit notre Phyficien, que le fluide animal qui reçoit chaque fenfation a des caracteres différens ; que le fluide nerveux affecté par la lumiere eft différent du fluide nerveux affecté par les faveurs ou par l'attouchement d'un corps folide, & ainfi des autres fenfations.

Les ganglions qui font les fubftituts du cerveau, ont à leur tour des fubftituts qui font les glandes, dont l'emploi eft de former des alliages d'un ordre inférieur moins fubtil, des alliages palpables, tels que la falive formée dans les glandes de la langue.

Dans ces principes M. le Cat trouve l'explication des fonctions de nos organes, de nos liqueurs fecrétoires, & de leurs maladies. Il explique auffi toutes nos fenfations & nos paffions. Le fluide

animal change de caractere à chaque
paſſion, & il en porte l'impreſſion dans
les autres fluides. L'animal qui donne
la rage communique ſes inclinations,
& l'on a ſouvent vu des enragés aboyer
comme les chiens dont ils avoient reçu
cette maladie.

Le méchaniſme de la joie & de la
douleur, les caracteres de la colere, les
démonſtrations de la pudeur ſont l'effet
de la circulation plus ou moins libre de
ce fluide moteur. Le reſſerrement com-
muniqué à toutes les parois nerveuſes en
intercepte le cours. C'eſt ainſi que les
grandes émotions ſubites de l'ame &
des organes du ſentiment ont quelquefois cauſé la mort & produiſent toujours
des révolutions conſidérables dans la
machine. Une joie extrême, continue
M. le Cat, produira les mêmes convul-
ſions, parce qu'elle ſortira des bornes de
cet ébranlement léger qui fait l'eſſence
du vrai plaiſir.

Juſqu'ici toutes ces qualités nous ſont
communes avec les animaux. L'homme
a, par ſa ſeule qualité d'animal, les
ſenſations, les paſſions, la mémoire,
l'imagination, &c. au même degré que

les animaux ont toutes ces facultés,
ainſi on peut les comparer enſemble juſ-
ques-là, & expliquer leurs fonctions en
commun. Ici M. le Cat s'arrête. Sa
piété religieuſe reſpecte le voile ſacré qui
ſépare les objets que la ſageſſe Divine a
abandonnés à nos recherches d'avec
ceux qui ſont inacceſſibles à notre raiſon.
Il s'interdit tout examen; il s'en tient
au ſilence & a l'admiration ſur ce pou-
voir qu'a notre ame de ſe donner à elle-
même les mouvemens qui produiſent
les ſenſations & les paſſions, & de revê-
tir à ſon gré le fluide animal des carac-
teres que demandent toutes ſes facultés.
Cette ſublimité de penſées & de réfle-
xions qui diſtinguent l'homme ne nous
regarde point, dit-il en terminant
le Chapitre des fonctions du fluide ani-
mal. Nous la laiſſons aux Métaphyſi-
ciens, le genre animal eſt notre ſeul ob-
jet, & nous ne voulons pas compromet-
tre dans des diſcuſſions Phyſiques une
ſubſtance ſur laquelle la Phyſique doit
garder un ſilence reſpectueux.

Ce ſilence qu'il s'impoſe ici n'étoit
rien moins que de l'indifférence ſur un
objet auſſi important, & il nous a laiſſé

des preuves positives de ses sentimens dans un Mémoire lu à cette Académie en 1760, & qui a pour titre : Réflexions philosophiques sur la nature de l'Ame, tendantes à établir son immatérialité & son immortalité.

La Physiologie de M. le Cat, dont nous venons de donner une idée fuccinte, & qui mériteroit un extrait beaucoup plus étendu, capable d'en faire fentir le mérite & les beautés, eft d'une fécondité inépuifable ; c'étoit une fource de differtations. Nous avons vu que la Queftion propofée par l'Académie de Berlin fur la nature du mouvement mufculaire, excita M. le Cat à faire, pour remporter le Prix, un Ouvrage dont le germe étoit déjà dans fa Phyfiologie. Il fe trouva dans une circonftance femblable, lorfque l'Académie de Touloufe propofa en 1757 la Théorie de l'Ouie. Il développa avec une plus grande étendue & appuya de réflexions & d'expériences nouvelles les principes qu'il avoit publiés dans fon Traité des Sens, & la réputation que lui avoit acquis déjà cet ouvrage célebre, qui n'eft qu'une partie de la Phy-

fiologie, & qu'il avoit donné d'avance,
cette réputation étoit pour lui un gage
affuré de la victoire.

Nous réunirons fous un même point
de vue le Traité des Sens & la Théorie de l'Ouie qui en fait naturellement
partie : nous l'abrégerons le plus qu'il
fera poffible ; la fécondité de la matiere nous oblige d'être fuccinéts fur les
objets de notre choix & de paffer fous
filence le plus grand nombre des Traités, Mémoires & Differtations qui font
fortis de cette plume infatigable.

*Nous jouiffons de divers organes dont
l'emploi & la deftination font de procurer à notre ame les diverfes fenfations.
Ce font les portes de l'ame pour communiquer avec le refte de l'univers, ils
font tout notre mérite, & fans eux nous
ne fentirions pas notre exiftence.*

*La première de nos fenfations eft le
Toucher, on peut dire qu'elle eft l'unique, & que les autres n'en font que des
divifions, elle eft générale, elle s'étend
par-tout le corps, & il étoit néceffaire
que cela fut ainfi ; comment aurions-
nous été avertis de ce qui pouvoit nous
nuire, fi aucune efpece de fentiment*

n'eut affecté toutes lès parties dont la
confervation nous intéreffe. Tous les folides nerveux animés de fluide ont cette
fenfation généïale , mais les mammelons
de la peau , principalement ceux des
doigts , l'ont à un degré de perfeclion
qui ajoute au premier fentiment une for-
te de difcernement de la figure du corps
touché. Cette fenfation peut fe perfeclion-
ner au point de dédommager de la perte de la vue , fur-tout lorfqu'elle eft
jointe à une imagination vive. M. le
Cat cite l'exemple d'un Sculpteur aveu-
gle à qui il fuffifoit d'avoir touché un
objet pour faire enfuite une ftatue d'ar-
gile parfaitement reffemblante.

    La fenfation du Goût vient enfuite.
Le fiege de l'organe du goût eft non-
feulement dans la bouche , mais auffi
dans l'éfophage & dans l'eftomac. Ces
trois parties ne font proprement qu'un
organe continu ; elles n'ont qu'un feul
& même objet ; il y a entr'elles une fym-
pathie , telle que ce qui déplaît à l'un
répugne ordinairement aux trois , mais
la bouche poffede cette fenfation à un
degré fupérieur.

    Le Goût eft un toucher perfeclionné, auffi

l'objet du goût n'eſt pas le corps ſolide qui eſt celui de la ſenſation du toucher, mais ce ſont les liqueurs ou les ſucs dont le corps eſt imbu. Ces ſucs qui font impreſſion ſur l'organe du goût ſont les ſaveurs, & les principes des ſaveurs ſont les ſels. Ils agiſſent auſſi ſur les mammelons nerveux, mais la ſtructure de ces mammelons differe un peu de celle des mammelons de la peau, ils ſont plus poreux, plus ouverts, ils ſont abreuvés de beaucoup de lymphe. Les divers mouvemens dont la langue eſt ſuſceptible excitent la ſecrétion de cette lymphe, ouvrent les pores qui conduiſent aux mammelons, & déterminent les ſucs ſavoureux à s'y introduire.

Le goût eſt en quelque ſorte prévenu par l'Odorat : l'intérieur du nez eſt l'organe de cette ſenſation. Deux cavités qui y ſont toujours ſéparées par une cloiſon, s'élargiſſent à meſure qu'elles s'éloignent de leur entrée, & ſe réuniſſent en une ſeule cavité qui va juſqu'au fond du goſier par où elles communiquent avec la bouche. Cette cavité eſt tapiſſee d'une membrane ſpongieuſe dont la ſurface eſt veloutée, le tiſſu ſpongieux eſt fait d'un

lacis de vaiſſeaux , de nerfs & d'une
grande quantité de glandes. Le velouté
eſt compoſé de l'extrémité de ces vaiſſeaux , c'eſt-à-dire , des petits mammelons nerveux qui ſont l'organe de l'odorat , & des extrémités de vaiſſeaux d'où
découlent la pituite & la mucoſité du
nez. Les liqueurs tiennent les mammelons nerveux dans la ſoupleſſe néceſſaire
à leurs fonctions. Cette ſtructure des
nerfs de l'odorat qui ſont d'ailleurs très-
voiſins du cerveau , contribue encore à
les rendre plus propres à recevoir l'impreſſion des odeurs.

Voilà trois manieres de jouir des objets qui nous approchent immédiatement.
Il y en a une qui nous fait jouir de ceux
qui nous environnent ſans être voiſins
de nous , c'eſt la faculté de l'Ouie , &
une cinquieme qui rapproche de nous &
nous fait diſtinguer les objets extrême-
ment éloignés , c'eſt le ſens de la Vue.

M. le Cat qui a dit que le fluide animal propre à chaque ſenſation a des
caracteres différens , que le fluide nerveux affecté par la lumiere , eſt différent
du fluide nerveux affecté par les ſaveurs,
obſerve la même diſtinction entre les

vehicules qui apportent à nos organes
les objets des senfations. L'air qui fait
le son, dit-il, n'eft pas l'air commun.
Le son de la plus groffe cloche ne communique pas le moindre mouvement à
la flamme d'une chandelle, tandis que
le plus petit vent, c'eft-à-dire le moindre mouvement de l'air groffier l'agite
& l'éteint. C'eft un exemple de cette fu-
bordination qu'il établit entre les fluides. Le premier mobile, dit-il, eft
trop fubtil, trop éloigné de la nature des corps ordinaires pour les re-
muer immédiatement. On conçoit que
de ce premier fluide à ceux qui nous
font fenfibles, il y a une longue généa-
logie de fluides, de moins en moins
fubtils que ce premier.

Le son eft dans le corps fonore ce qu'il
eft dans l'air même qui le porte à l'o-
reille, c'eft-à-dire un trémouffement d'un
corps remué par l'impulfion de quelqu'autre.

Quelques promptes que foient les vibrations de l'air remué par le corps qui
produit le bruit, ces vibrations ne laif-
fent pas d'employer un certain temps à
fe communiquer de proche en proche.
On

On eſt convaincu de cette vérité lorſ-
qu'on voit tirer un coup de fuſil dans
une plaine éloignée. Le bruit du coup
vient à l'oreille long-temps après que les
yeux ont apperçu le feu. La viteſſe du
ſon a été ſoumiſe au calcul, & M. le Cat
rapporte les réſultats que l'Académie
Royale des Sciences de Paris a conſ-
tatés.

L'Oreille eſt l'organe deſtiné à recevoir le ſon. On remarque à ſa partie extérieure un entonnoir très-propre à recevoir une grande quantité d'air. Cet entonnoir extérieur eſt ſuivi d'un canal qui
aboutit à une membrane tendue comme
celle d'un tambour & qui en porte le
nom. Elle ſe tend ou ſe relache pour
tranſmettre à l'ouie des vibrations pro-
portionnées à cet organe nerveux qui
reçoit immédiatement l'impreſſion du
ſon, & qui eſt une expanſion extréme-
ment fine de la ſeptieme paire des nerfs
qui tapiſſe tout l'intérieur de l'organe
de l'Ouie.

La deſcription des autres parties de
l'oreille nous forceroit à un trop grand
détail : nous nous en abſtenons d'autant
plus volontiers, que le traité des Sens

C

par l'importance de *son* objet & par la
maniere intéreſſante dont il eſt écrit,
eſt un livre du premier ordre & qui étant
à la portée de toutes ſortes de Lecteurs,
doit ſe trouver dans toutes les Biblio-
theques.

La même raiſon nous diſpenſe de
nous étendre ſur le cinquieme Sens qui
eſt celui de la vue, nous n'en dirons
preſque rien, parce qu'il y auroit trop
à dire. L'objet de ce Sens eſt la Lumiere
dont la matiere plus ſubtile que celle du
feu eſt répandue par tout l'univers, &
pénetre toutes les autres eſpeces de matieres. La lumiere & le feu ne différent,
ſuivant notre Philoſophe, qu'en ce que
dans celui-ci les parties de cette matiere ſubtile ſont plus maſſives, plus agitées.
Toujours exiſtente & répandue dans l'u-
nivers, les ſecouſſes qu'elle reçoit du
ſoleil ou de tout autre corps lumineux,
la remuent de proche en proche avec une
rapidité infiniment ſupérieure à celle
qu'éprouve le ſon, mais qu'on a auſſi
ſoumiſe au calcul.

Sa marche eſt en ligne droite juſqu'à
ce qu'un obſtacle la détourne. Si l'obſtacle n'eſt pas ſurmonté, la lumiere rejail-

lit par une nouvelle ligne droite qui fait angle avec la premiere. Si l'obstacle est vaincu , la lumiere le pénetre ; l'effort qu'elle a fait la détourne de sa premiere direction. On s'est assuré par l'expérience , de combien la lumiere est détournée de son droit chemin dans chaque obstacle ou milieu qu'elle pénetre.

Le prisme donne l'analyse de la lumiere , & la divise en plusieurs couleurs primitives qui en font les élémens & que l'œil discerne avec facilité.

Les couleurs font des modifications de la lumiere suivant les Cartésiens, ou elles en font des parties suivant les Neutoniens.

L'œil est l'organe qui reçoit l'impression des images , ou la représentation des objets formés par la combinaison des couleurs. Il est aussi un instrument d'optique qui donne à ces images les conditions nécessaires à une sensation parfaite. C'est une chambre obscure qui a la figure d'un globe au centre duquel la lentille est placée.

On lit dans l'Ouvrage de M. le Cat un détail circonstancié des phénomenes de la vision, des merveilles de la lu-

miere , de ſes effets ſur nos organes , de
la formation & du jeu des couleurs , des
miroirs & des lunettes de toute eſpece.

Par les autres ſens , nous nous rendons compte de ce qui nous touche ;
mais celui de la vue nous met plus par-
ticuliérement en correſpondance avec
l'univers. Il a plus beſoin d'être rectifié
que les autres ſens , il eſt plus trompeur ,
& M. le Cat obſerve que le toucher qui
eſt le plus borné des ſens eſt auſſi le plus
ſûr , le goût & l'odorat le ſont encore
aſſez , mais l'ouie moins bornée que les
précédens , nous trompe plus ſouvent
qu'eux. Pour la vue , elle eſt ſujette à
tant d'erreurs que l'induſtrie qui ſçait
tirer avantage de tout , en a compoſé
un art d'en impoſer aux yeux.

Nos ſens ſont donc ſujets à mille erreurs , & cependant nous ne ſavons que
ce qu'ils nous apprennent , ou ce qu'ils
nous donnent lieu de deviner ; mais ces
bornes de nos ſens ſont eſſentielles à notre nature & même à notre bonheur. Des
ſens plus multipliés nous auroient cauſé
plus d'embarras & d'inquiétude que de
plaiſir ; la bonne Philoſophie conſiſte à
bien uſer des richeſſes dont nous jouiſ-

fons, fans en defirer d'imaginaires.

Le Traité des Sens dont nous avons employé les propres termes pour en rendre compte, a reçu le fceau de l'approbation publique. Il a eu plufieurs éditions tant en France qu'en Hollande. Il a été traduit dans la langue d'une Nation diftinguée par fon goût pour les ouvrages folides.

L'Auteur du Traité des Sens devoit être fupérieur à fon fujet, en traitant la Théorie de l'Ouie propofée par l'Académie de Touloufe. Le Prix étoit triple lorfque M. le Cat le remporta. Le perfonnage de Juge étoit peut-être le feul qui lui convint ; mais il crut pouvoir fe prefenter dans cette carriere en qualité de concurrent, parce qu'il confidéra que l'Académie fe montroit difficile à contenter. Ce fut fon dernier concours pour les Prix académiques.

Ces combats littéraires n'empêchoient pas qu'il ne s'occupât de tous les objets de la Phyfique. Lorfque l'Académie des Sciences de Paris invita les Phyficiens à conftater par des expériences & des obfervations, fi le Flux & Reflux de l'Océan occafionne,

C 3

dans la pofition du centre de gravité
commun de tout le globe, un change-
ment affez confidérable pour que les
ofcillations des fils à plomb le révé-
lent aux Obfervateurs; plufieurs s'em-
prefferent de vérifier un fait fi intéref-
fant pour la Phyfique & pour l'Aftro-
nomie. Les Regiftres de l'Académie
de Paris font à M. le Cat l'honneur de
dire qu'il fut un des premiers. Il fit
conftruire, avec l'agrément du Chapitre de la Cathédrale de Rouen, un
tuyau de 127 pieds de haut, pratiqué
entre les petites colonnes d'un des gros
piliers de cette Eglife. Le danger auquel il s'expofoit ne l'empêcha pas de
fe faire hiffer dans un panier plufieurs
fois tout le long de ce tuyau, pour
examiner s'il étoit bien clos & parfaitement à l'abri du vent. Ce tuyau ren-
fermoit un pendule de même longueur,
formé d'un cordonnet de foie imbibé
de cire pour que la féchereffe ou l'hu-
midité de l'air n'y caufât aucune altération. A l'extrêmité inférieure de ce
long fil étoit un petit cylindre terminé
par une pointe d'acier fous laquelle
étoit une plaque horifontale marquée

d'un point & de plusieurs cercles con-
centriques. M. le Cat observa pendant
un an la marche de cette pointe, à
midi, le soir, & à différentes heures
du jour, & il résulte de ses observations
que pendant ce temps il n'y a eu aucun
balancement. Il va plus loin & explique
ce qui, selon lui, a pu faire illusion aux
Physiciens, dont les observations ne
font pas d'accord avec les siennes.

Le desir de constater, autant qu'il lui
seroit possible, les propositions reçues
en Physique l'encouragea à profiter
de la faveur que MM. du Chapitre de
Rouen lui accordoient de disposer de
leur Cathédrale. Il s'en servit pour vérifier les loix de la chûte des graves.
La Tour de George d'Amboise donne
le moyen de faire tomber les corps
fur le pavé de la hauteur de 240 pieds.
Vous avouerez, dit notre Physicien,
dans le compte qu'il rend de son expérience, que cette élévation considéra-
ble de la Tour du fameux George
d'Amboise, n'a peut-être jamais eu
d'utilité aussi grande que celle que nous
en tirons aujourd'hui. Cette expérience
avoit pour objet de mesurer non-seu-

lement l'accélération de la chûte relativement à une plus grande ou moindre élévation ; mais encore la différen-
ce de vîteffe qui doit néceffairement fe
trouver entre deux corps d'égal volu-
me , mais d'inégale denfité , qui tom-
beroient enfemble. Il doutoit de cette
propofition de Newton , que les corps
de différentes denfités tombent égale-
ment vîte dans le vuide ; il fe confirma
dans fon doute , & il termine fon recit par la conclufion fuivante. ,, Il ne
,, faut donc point compter du tout fur
,, les expériences faites jufqu'ici de la
,, chûte des corps dans le vuide , & je
,, fuis perfuadé que quand on les fera à
,, des hauteurs fuffifantes, on trouvera
,, une très-grande inégalité dans la chûte
,, des corps de différentes denfités.

Le recueil des Mémoires de l'Académie des Sciences de Paris , fait auffi
mention fréquente & quelquefois extrait de différens ouvrages envoyés par
M. le Cat fur divers fujets. Son Mémoire contenant les expériences fur la
réciprocation du pendule , a été jugé
digne , par cette favante Compagnie,
de paroître dans le Recueil des ouvrages des Savans étrangers.

Mais le plus grand nombre des articles qui font mention de M. le Cat, a pour objet les opérations de la Taille, dont il a rendu pendant plusieurs années consécutives un compte exact à l'Académie, soit par lui-même, soit par l'entremise de M. Morand.

Cette opération terrible, qui paroissoit si difficile & si délicate à Hippocrate lui-même, que ce Prince de la Médecine, dans le ferment qui doit régler toute la conduite de sa vie , jure de ne la jamais tenter, mais de la laisser pratiquer à des Chirurgiens exercés ; cette opération à force de courage , d'épreuves , d'expériences , de corrections , est devenue moins effrayante & presque sans danger entre les mains d'un habile Chirurgien.

Notre laborieux Anatomiste a passé toute sa vie à la dégager de ses inconvéniens. Il a inventé des instrumens , il en a perfectionné d'autres , tant pour la Taille que pour les autres opérations, il a rendu compte de ses travaux au Public & aux Savans. Favorisé du succès le plus souvent , il exposoit sans dissimulation à quelle circonstance malheureufe on devoit attribuer le défaut d'une entiere réuffite ; il fe précaution-noit & muniffoit les autres contre de pareils accidens , & avançoit ainfi les progrès de fon art & le bonheur de l'humanité.

La célébrité qu'il s'étoit acquife le mit à portée de multiplier les obferva-tions & les épreuves. De toutes les Provinces du Royaume , les malades fe rendoient à l'Hôtel-Dieu de Rouen pour y fubir cette opération ; il a fait chez les Etrangers plufieurs voyages dont elle étoit l'objet principal , & per-fonne n'a réuni à un plus haut dégré les trois avantages que la Chirurgie defi-re; promptitude , fûreté , ménagement.

La gloire de M. le Cat fembloit re-jaillir fur la ville de Rouen. M. de Pontcarré , Premier Préfident du Par-lement , faifant imprimer le Program-me dans lequel l'Académie de Chirurgie prie M. le Cat de ne plus entrer en li-ce , y fit ajouter ce qui fuit. ›› Le bien ›› public , l'honneur de la Chirurgie , & ›› en particulier de la Chirurgie de ›› Rouen , le progrès de la Taille latéra-›› le à laquelle toutes les Académies s'in-

» téreffent, & que M. le Cat a perfec-
» tionnée, nous engagent à ajouter ici
» que le même M. le Cat a taillé il y a
» un mois neuf perfonnes qui fe portent
» actuellement très-bien, qu'il a eu un
» pareil fuccès l'année précédente,
» qu'enfin de fept Printems, pendant
» lefquels il a taillé dans cette Provin-
» ce, il y en a cinq dans lefquels il n'eft
» mort aucun fujet.

Avec une réputation auffi brillante,
des fuccès auffi multipliés, un zele
auffi infatigable, on ne s'étonnera
point qu'il ait été engagé dans des que-
relles relatives à fa profeffion. Une des
plus férieufes, qui lui a coûté le plus
de peines & de foins, eft celle qu'il entreprit pour profcrire le Lithotome ca-
ché, inftrument fecourable entre les
mains de fon Antagonifte, mais que
M. le Cat regardoit comme meurtrier.
Cet Antagonifte lui oppofoit une pratique juftifiée par des fuccès, & en-
couragée par la protection de perfonnes puiffantes qui par eux-mêmes ou
par leurs amis, en avoient éprouvé les
effets falutaires ; mais ces confidérations n'étoient pas capables de rallen-

tir le zele de M. le Cat animé par le généreux motif de foutenir la caufe des hommes.

Cette querelle a produit divers écrits polémiques, tant de la part des deux Rivaux, que de la part d'Ecrivains en fous-ordre qui trouvoient ou de la gloire à défendre l'un des chefs, ou de la farisfaction à mortifier l'autre.

Perfuadés qu'ils avoient l'un & l'autre l'utilité publique & le foulagement de l'humanité pour objet ; informés par les réfultats publiés que l'un & l'autre travaillant avec zele & prudence, étoit récompenfé par le fuccès, nous devons applaudir à leur intention. Quant à la préférence entre les deux méthodes, elle paroît fixée par la décifion qu'en ont donné les vrais Juges en cette matiere. M. le Cat eut recours à l'Académie Royale de Chirurgie, elle s'occupa pendant près d'un mois à faire toutes les expériences propres à décider les points de cette controverfe, & le réfultat fut (*) que » le Mémoire de

(*) 10 Mars 1757.

» M. le Cat eft fondé fur de bons princi-
» pes ; que les faits & les expériences
» qui y font citées ou reprefentées en
» partie par des planches , ont été véri-
» fiées par le comité ; & qu'enfin l'Aca-
» démie ne peut qu'applaudir à la bonne
» caufe que M. le Cat défend dans fon
» Ouvrage. « Les Regiftres portent en
outre que » l'Académie l'aprouve de
» tout point, & confent à ce que M. le
» Cat , en le publiant , y prenne la qua-
» lité d'Affocié qu'il remplit fi hono-
» rablement.

Paffionné pour la Gloire autant que
l'étoit M. le Cat , combien dût-il être
fenfible aux fuffrages & à l'approbation de cette favante Compagnie. Por-
tant les hommes dans fon cœur , combien dût-il être flatté d'une approbation
qui les lui rendoit plus chers encore ,
en honorant les efforts qu'il faifoit
pour leur être utile. Ses deux paffions favorites fe trouvoient fatisfai-
tes à la fois , deux paffions qui faifoient , comme nous avons dit , la bafe
de fon caractere , l'amour de la Gloire
& celui de l'Humanité. Il s'en explique
ainfi lui-même dans un ouvrage que l'a-

'mour des Sciences lui avoit infpiré. ” Je
» me ferois un crime , dit-il en termi-
» nant fa Differtation , de pouffer plus
» loin ce démêlé littéraire , accoutumé
» que je fuis de n’en avoir jamais que
» pour venger mon honneur offenfé, ou
» pour défendre la vie des hommes con-
» tre des pratiques dictées par l’erreur ou
» la témérité. « La differtation dont il
s’agit avoit pour but de réfuter un ouvrage ou l’abus des fciences & les mal-
heurs qu’il a fait naître , font expofés
avec une éloquence énergique capable
d’affoiblir la jufte confidération qu’on
a pour elles & pour ceux qui les cultivent.

Si jamais l’éclat dont brillent les
Sciences dût rejaillir fur un Savant ,
ce fut fur M. le Cat. Il confondoit
leur gloire avec la fienne & révéroit
en elles le bien qu’elles font à l’humanité. Les obftacles que l’on oppofoit à
fes efforts étoient pour lui de nouveaux
motifs d’émulation & d’ardeur. Lorfqu’après la mort de M. de Treffan , il
eut fixé fon féjour à Rouen , &
qu’ayant fait plufieurs cours d’Anatomie & d’Opérations auxquels beau-

coup de jeunes Chirurgiens affiftoient
il voulut établir un Amphithéatre dans
l'Hôpital même, il éprouva une con-
tradiction univerfelle. Il ne fe rebuta
pas. Il redoubla fes inftances auprès de
fes Protecteurs & des Adminiftrateurs,
qui lui accorderent enfin une place
dont ils difpofoient hors la Ville &
s'engagerent à y conftruire un Amphithéatre pour l'utilité publique, fuivant l'expreffion du Regiftre. Une op-
pofition formée dans le temps que l'on
commençoit à bâtir, détruifit encore
une fois fes efpérances.

Auffi conftant que cet infecte laborieux qui recommence fa toile autant
de fois qu'elle eft rompue, M. le Cat
alla vifiter la porte Bouvreuil, & la
trouvant propre à fes projets, il intéreffa à leur exécution M. de Pontcarré, qui demanda cette Porte à MM. les
Echevins, & qui l'obtint au mois de
Mars 1736. Ce fut alors que fes Cours
d'Anatomie furent publics. Mais il
étoit encore éloigné de cette tranquil-
lité qu'il avoit droit d'attendre pour
récompenfe de fa conftance & de fes
travaux. Le peuple excité par des Ri-

vaux jaloux , & qui croyoit l'être par
fon refpect pour les morts , accabloit
d'outrages & d'infultes les Eleves en
Chirurgie. Il fallut employer l'autorité publique pour réprimer cette fédi-
tion fuperftitieufe. Le zele mal réglé
de la populace ne lui permet pas de
fentir que le refpect le mieux dirigé
eft celui qui contribue le plus à l'avantage de l'humanité.

Enfin , après bien des follicitations,
M. le Cat qui avoit fait ces Cours
gratuitement & de fa feule autorité ,
obtint en 1738 des Lettres patentes
pour une Ecole d'Anatomie, mais avec
la condition de continuer l'inftruction
gratuite.

Le Parlement confidérant les dé-
penfes qu'il faifoit pour fes leçons , &
les fervices importans qu'il rendoit à
la Ville , ne fouffrit pas qu'ils fuffent
entiérement gratuits , & lui fit cette
année 1738 & la fuivante un don de
mille livres. M. le Cat rendit public le
témoignage de fa reconnoiffance en-
vers le Parlement , par fon Epitre dé-
dicatoire de la premiere édition du
Traité des Sens.

La

La récompense d'un bienfait est dans le bienfait même, & nos généreux Magistrats se seroient contentés de la satisfaction d'avoir secondé les efforts d'un Savant dont les travaux étoient utiles à ses concitoyens. Mais ce bienfait leur rapporta des fruits plus précieux encore, & c'est à la protection efficace dont ils honorérent M. le Cat, que sont dûs les progrès qu'il fit par la suite, & les établissemens publics qu'il procura dans sa Patrie d'adoption. Les preuves de considération qu'il reçut du Parlement en 1738 & 1739, l'enchaînerent par les liens de la reconnoiffance, & lorsqu'en 1740 M. de la Peyronie, premier Chirurgien du Roi, lui offrit à Paris un établissement avantageux & capable de le conduire à la plus brillante fortune; il sacrifia toutes vues d'intérêt, & se consacra tout entier au service d'une Ville, où l'estime & la confiance publique, encore plus que les bienfaits, eurent l'avantage de le fixer.

Devenu par choix citoyen de Rouen, il se livra pendant quatorze années consécutives à l'observation des mala-

D

dies qui regnent dans cette Ville. Son Recueil contient les variations de l'atmofphere, & des réflexions fur les rapports de ces états de l'atmofphere avec notre fanté. Les maladies des Beftiaux lorfqu'il y en a eu, celles mêmes qui ont attaqué certaines Plantes y font mentionnées ; ce Recueil doit être accompagné de Planches gravées, repréfentant les vues diverfes de la Ville & des environs. MM. de la Chambre du Commerce ont jugé que cet Ouvrage utile & glorieux pour la Ville, méritoit qu'ils fiffent les frais de le rendre public. Les gravures font de M. Bacheley, habile artifte, à qui fon talent a procuré une place dans cette Académie, & qui demeurant chez M. le Cat jufqu'à fa mort, a employé plus de feize ans à graver les Planches relatives à tous fes Ouvrages.

Quatorze Cours de Phyfique expérimentale font les moyens dont notre Philofophe s'eft fervi pour introduire en cette Ville le goût des Sciences & pour l'y entretenir. L'Auditoire nombreux & choifi qui affifta conftamment à ces Cours en fut l'éloge continuel,

& nos Dames par leur affiduité à honorer de leur prefence plufieurs Cours confécutifs, rendirent un témoignage authentique &.du goût qu'elles avoient acquis, & de la fatisfaction que leur avoit caufé le Profeffeur.

Mais un établiffement pour lequel il s'eft donné bien des foins, eft celui de cette Académie. Etant Affocié à celles des principales Villes de l'Europe, étoit-il poffible que M. le Cat vit fans douleur qu'il n'y avoit point d'Académie dans la ville qu'il habitoit.

Plufieurs Savans & Gens de Lettres s'étoient déjà réünis en Société, & avoient formé un Jardin Botanique, qui étoit leur lieu d'affemblée poury raifonner fur les Sciences, les Arts & les Belles-Lettres qu'ils cultivoient en paix & fans prétention, par le feul attrait qu'elles infpirent. M. le Cat defira de fe joindre à eux, & il y fut admis au mois de Mars 1740. Auffi-tôt il fit naître en eux le defir de s'ériger en Académie Royale, & de folliciter pour cet objet l'exécution d'une fondation de M. l'Abbé le Gendre, fondation qu'il avoit refufé d'accepter pour lui-même.

M. le Cat fut prié de rédiger des
Statuts ; il confulta pour cela ceux de
plufieurs Académies, & les ufages par-
ticuliers de celles de Paris , & dreffa
des Statuts qui furent approuvés. Il
écrivit à plufieurs Savans , & c'eft à
fon zele & à fon empreffement que nous
devons l'affociation de plufieurs Aca-
démiciens illuftres , François & Etrangers dont notre lifte s'honore. Il eut
grande part auffi à l'obtention des Lettres patentes pour l'érection de notre
Société en Académie Royale en 1744.
La reconnoiffance nous défend d'omet-
tre ici les remerciemens qui font dûs
à M. de Cideville pour l'exécution de
ce grand projet. Quoiqu'il en coûte à
fa modeftie d'entendre fon Eloge, nous
fubirions les reproches du Public , &
nous nous en ferions à nous-mêmes, fi
nous négligions cette occafion de publier un de fes bienfaits. Ce digne Magiftrat follicita vivement & nos Lettres, &
la décifion du Procès que la fondation
de M. le Gendre avoit fait naître , &
prefenta à la Compagnie les Lettres
patentes qu'il avoit pourfuivies & ob-
tenues à fes frais. Nous laiffons à l'hif-

toire de l'Académie le foin de rendre
compte en détail du noble défintéreffe-
ment de nos deux généreux Confreres.

Nos Regiftres font une mention
très-fréquente de Mémoires lus par M.
le Cat. Le premier qu'il y prefenta,
auffi-tôt qu'elle eut une forme conftante avoit pour titre : Defcription
d'un homme automate dans lequel on
verra exécuter les principales fonctions
de l'économie animale, la circulation,
la refpiration, les fecrétions, &c. & au
moyen duquel on peut déterminer les
effets méchaniques de la faignée, &
foumettre au joug de l'expérience plufieurs phénomenes intéreffans qui n'en
paroiffent pas fufceptibles ; l'ouvrage
étoit accompagné de toutes les figures
néceffaires à l'exécution de l'automate.

Nous nous difpenferons de citer les
autres Ouvrages qu'il a lus à cette Académie fur tous les genres. Ce feroit un
livre que le Catalogue de fes Differtations. M. le Cat formoit lui feul une
Académie entiere, & le recueil de fes
Ouvrages une Bibliotheque.

Des circonftances particulieres que

D 3

nous expoſerons ſuccinctement, ayant fait connoître par la ſuite que les Ré-glemens de l'Académie étoîent ſujets à quelques inconvéniens, M. le Cat qui avoit travaillé à la premiere inſtitution, travailla avec la même ardeur aux chan-gemens qui parurent néceſſaires.

L'hiſtoire de l'Académie eſt aſſez liée à celle de M. le Cat pour nous fai-re eſpérer que cette digreſſion ne pa-roîtra pas déplacée.

L'Académie dont l'objet principal eſt le progrès des Sciences & des Let-tres, a toujours deſiré que tous ſes Mem-bres s'appliquaſſent au travail. Mais il y a des Citoyens que des devoirs de naiſ-ſance, de dignités ou d'emplois, em-pêchent de ſe livrer aux Sciences ou aux Lettres, & d'aſſiſter aux aſſemblées au-tant qu'ils y ſont portés par goût & par inclination. La Compagnie n'a pas vou-lu ſe priver des lumieres qu'elle peut acquérir, ſoit par la voie de conférence dans ſes aſſemblées, ſoit par l'étude du Cabinet dans les momens de loiſir que des fonctions importantes laiſſent à ces Citoyens zèlés qui ſçavent rendre leurs délaſſemens précieux au Public.

Elle avoit réfervé la place & le nom
d'honoraires pour ceux qui lui deman-
deroient la faveur de s'honorer du nom
d'Académicien, & d'être difpenfés en
vertu de leurs occupations publiques,
de fournir un contingent de travail &
d'affiduité égal à celui des autres Confreres.

Quelques Compagnies de cette Ville, qui ne donnoient pas au mot d'ho-
noraire la fignification que l'Académie·
lui donnoit, exigerent que ceux des
Membres qui leur appartenoient, &
qui voudroient auffi appartenir à l'A-
cadémie n'y entraffent qu'à titre d'honoraires. L'Académie, dont tous les
Membres jouiffoient d'une union intérieure inaltérable qui ne pouvoit
être troublée qu'en apparence & par
des circonftances étrangeres, ufa de
condefcendance pour cette délicateffe
des Compagnies, & confentit par la fup-
preffion d'un mot, à fe montrer au-de-
hors telle qu'elle étoit au-dedans, c'eft-
à-dire une Compagnie occupée du
progrès des Sciences, fous la protection du Souverain, avec égalité & liberté.

D 4

M. le Cat fut un des Commiſſaires (*) nommés pour cette réforme. Il donna tous ſes ſoins aux nouveaux Statuts qu'ils obtinrent, au moyen deſquels nous n'avons plus d'Honoraires, ou ſi l'on veut, nous le ſommes tous; le titre d'Académicien n'eſt plus profané par le mélange avec aucune diſtinction faſtueuſe ou étrangere, & l'Académie fut reconnue pour un aſyle où ·les Muſes, comme des ſœurs bien unies, travaillent toutes de concert, & chacune ſuivant ſon goût, à la perfection des Sciences, des Belles-Lettres & des Arts.

Le zele dont M. le Cat étoit enflammé pour l'illuſtration d'une Compagnie dans laquelle il ſe glorifioit, auroit été ſuffiſant pour le ſoutenir dans ſes démarches; mais il y étoit encore excité par un nouveau titre qui faiſoit concourir ſon inclination avec ſon devoir, le titre de Secrétaire pour la partie des Sciences dont il fut revêtu en 1752.

(*) La réforme dont il s'agit eſt due en grande partie aux ſoins de M. Maillet du Boullay, Secrétaire pour les Belles-Lettres, dont nous tracerions ici avec ſatisfaction les eſtimables qualités du cœur & de l'eſprit, ſi cet Eloge étoit placé dans la bouche d'un Confrere.

Cette fonction fut pour la rénom-
mée de M. le Cat un nouveau moyen
de s'étendré. Il écrivit au nom de l'A-
cadémie & comme Secrétaire une Lettre circulaire à tous les Associés pour
leur rendre compte des Ouvrages lus
& des travaux exécutés pendant l'année Académique , & pour les inviter
à une correspondance qui pût aug-
menter nos trésors littéraires. Son
génie vaste aimoit à travailler en grand ;
il ne se contenta pas d'écrire aux Associés de l'Académie , il voulut établir
une correspondance universelle , une
correspondance avec l'Europe savan-
te. Il rendit compte d'une année de
nos travaux au Secrétaire de la Société
Royale de Londres , au Secrétaire de
l'Académie Royale de Madrid , à plusieurs célebres Professeurs & Médecins de divers Royaumes , dont quel-
ques-uns par la suite ont été Associés
à l'Académie.

Ce nouveau lien l'attacha, s'il étoit
possible , encore davantage à la Com-
gnie , il fut autant ou plus assidu que
jamais, il ne paroissoit plus à nos Séan-
ces qu'il n'eût quelque Mémoire à

lire, quelque fujet à prefenter, ou quelque objet de délibération à propofer.

Le nombre de fes lectures eft prodigieux, & quand on confidére fes autres occupations & la délicateffe de fa fanté, on ne peut concevoir comment un feul homme pouvoit fuffire à tout ce qu'il entreprenoit. Ses connoiffances dans la partie des Sciences avoient déterminé l'Académie à lui confier par le titre de Secrétaire le foin de rédiger & de publier les Mémoires qui y ont rapport. Il fit connoître auffi fon ftyle & fes talens pour la Littérature par divers Mémoires relatifs à cette branche, & entr'autres par les éloges funebres de douze de nos Confreres, trifte devoir que fa place de Secrétaire lui ordonnoit de remplir.

Si nous voulions faire mention de tous les objets d'érudition traités par cette plume intariffable, il faudroit citer tous les Ouvrages périodiques, tant ceux de Paris que ceux des Provinces & les Recueils académiques des principales Villes de l'Europe. Tous nos dépôts littéraires retentiffent de la gloire de cet Homme célebre.

Tandis qu'il enrichiſſoit de ſes pro-
.ductions les Journaux françois & étrangers, il ne négligeoit point celui de
ſa propre Ville. Porté ſur les aîles des
Arts, tout ce qui étoit propre à étendre
leur empire devenoit propre à étendre
ſa réputation & ſa gloire. La feuille
périodique des Annonces, Affiches &
Avis divers de la Normandie, étoit,
pour ainſi dire, un bureau de Correſpondance entre le Public & M. le Cat
qui y étoit conſulté comme l'Oracle
univerſel. On uſoit avec d'autant plus
de liberté de cette voie de s'inſtrui-
re, que la complaiſance de M. le Cat
à cet égard étoit très-connue, & que
l'exactitude & la promptitude avec laquelle il répondoit à toutes les queſ-
tions, aſſuroit que ſes occupations plus
importantes n'en ſouffroient pas, & que
c'étoit pour lui un délaſſement & une
volupté.

Cette liberté d'une part & cette
complaiſance de l'autre, allerent ſi loin
que quelques oiſifs malhonnêtes en
abuſerent, & qu'il ſe vit obligé de s'en
plaindre. » On voit, dit-il, dans une
» de nos feuilles, que je me prête de

» bonne grace à fatisfaire de mon mieux
» les curieux qui ont confiance en
» mes foibles lumieres. J'efpere que
» cette complaifance ne m'attirera
» point des lettres fatyriques pareilles
» à celles qu'on m'a adreffées dans les
» feuilles 42 & 44 ; fi, contre mon at-
» tente , j'éprouvois encore ce procédé
» fi indécent , fi déplacé , je répete
» ici que je n'y ferai jamais de répon-
» fe & que même je cefferai pour tou-
» jours de rien fournir à cet Ouvrage
» périodique.

Il lui auroit été bien difficile d'exécuter cette derniere propofition que
l'on doit comparer aux menaces de la
colere paternelle qui ne demande qu'à
être appaifée. Il s'adoucit en effet dans
la feuille fuivante. On l'intéreffa par
cette queftion. *Un Philofophe a-t-il
quelqu'intérêt qu'il puiffe fe difpenfer
de facrifier à celui du Public.* L'Auteur dans cette même lettre prioit M.
le Cat de lever les doutes du Public
fur fa diftinction entre la bile des Negres & fon encre de la coroïde, fur
la conformité entre l'Etiops animal &
l'Etiops minéral , &c. » Notre repos ,

» nos biens, notre vie même, font à
» la patrie, dit M. le Cat dans fa ré-
» ponfe ; il ne faut pas être Philofo-
» phe, ajoute-t-il, il fuffit d'être Ci-
» toyen pour être pénétré de ce prin-
» cipe, mais je n'ai garde d'étendre
» une fi belle maxime aux objets de
» la fimple curiofité du Public. » Il
renouvelle fa réfolution de ne répon-
dre à aucun Anonyme, & promet de
travailler à un Ouvrage fur la couleur
de la Peau humaine en général, fur
celle des Negres en particulier & fur
la métamorphofe d'une des couleurs
en l'autre, foit de naiffance, foit acci-
dentellement, mais en attendant que
l'Ouvrage paroiffe, il emploie le fup-
plément de la feuille à lever toutes les
difficultés qui lui ont été oppofées. Le
Traité a paru en 1765.

Tant d'objets réunis, la brillante
renommée de notre Savant, l'utilité
conftante de fes travaux, la cure d'une
infinité de maladies, furent les titres
qui follicitérent pour lui auprès de Sa
Majefté en 1764 des Lettres de Nobleffe qui furent enregiftrées dans toutes les Cours avec les marques de con-

fidération les plus flatteufes. Si le mot
de Noble (*) eft fait pour défigner un
homme illuftre, un homme digne d'être
connu, jamais cette diftinction ne fut
mieux méritée, & le Souverain en la
lui accordant , fut moins l'arbitre
de l'opinion publique qu'il n'en fut
le déclarateur. M. le Cat qui , fuivant
la tradition de fes Aïeux , auroit pu
fe trouver parent d'une ancienne famille de Picardie, dont il portoit le nom,
avoit négligé les preuves de cette filia-
tion. Il étoit convaincu que la Nobleffe perfonnelle doit accompagner &
honorer la Nobleffe d'extraction , & il
étoit moins jaloux de devoir fon illuf-
tration à fes Aïeux que de la procurer
lui-même à fes Defcendans. Le point
le plus brillant n'eft-il pas en effet celui d'où part la lumiere? Il avoit adopté pour devife le paffage fuivant de
Tacite, moins par le rapport qu'il avoit
avec fon nom , que parce que ce paffage exprimoit la Nobleffe & la générofité de fon ame. *Catti fortunam inter*

* *Nobilis* abregé de *Nofcibilis.*

dubia , virtutem inter certa numerant.

Cette application étoit de son choix, elle en rappelle une autre affez heureufe qui lui fut faite par un de fes amis de ces vers d'Horace ,

Qui feros cultus hominum recentum
Voce formafti Catus & decoræ
More Palæftræ.

Cet Ami le comparoit à Mercure pour l'éloquence & pour l'adreffe dans les jeux : pour l'éloquence à caufe du goût des Arts que fes Cours de Phyfique expérimentale & fes ouvrages d'Erudition avoient introduit dans la Ville ; pour l'adreffe dans les jeux, à caufe de la célébrité qu'il avoit procurée à la Société des Chevaliers de l'Arc. Ce fut un de fes amufemens auquel il donna un air de dignité. Tout eft grand dans les Grands-hommes , parce qu'ils impriment à tout le fceau de leur grandeur. Une Société de jeunes Gens laborieux & adroits s'exerçoient dans leurs délaffemens à tirer de l'Arc. Soit qu'ils euffent lu dans des Réglemens plus anciens qu'aucun d'eux que M. le Lieutenant Général du Bailliage eft

le Protecteur de leur Société , foit que
M. le Pefant de Boifguilbert, qui occu-
poit cette Place , attirât leûrs refpects
par fa confidération perfonnelle & leur
infpirât de la confiance , ils allerent
lui prefenter leurs hommages & re-
clamer fa protection. M. le Cat étoit
pour lors à table chez ce Magiftrat ,
qui l'a toujours honoré d'une amitié
conftante , & qui digne Parent des
Corneilles & des Fontenelles , rendoit
aux Savans tout l'honneur, & leur faifoit tout l'accueil qu'on peut attendre
d'un Homme qui voit les Sciences &
les beaux Arts héréditaires dans fa famille.

Le feul mot de Chevaliers de l'Arc
enflamme M. le Cat : fon defir , qui ne
le quittoit jamais , d'exciter l'émulation
faifit la circonftance , il remet fous les
yeux de cette Jeuneffe généreufe les
jeux Pythiens , & toute la Grece affemblée pour couronner les Vain-
queurs , lui-même a fait , dit-il , autre-
fois un Traité *De Arte fagittandi* ;
enfin il fe propofe pour être admis
dans cette Société. Les jeunes Chevaliers flattés qu'un Commenfal & inti-
me

me ami de leur Protecteur veuille être
leur Confrere , le reçoivent avec ac-
clamation ; notre Chevalier déploie
aussi-tôt ce génie qui réformoit , em-
belliſſoit , augmentoit. Il corrige les
Statuts , introduit de nouveaux Chevaliers , donne aux exercices un ap-
pareil de fête galante digne d'attirer
les Dames , inſtitue un uniforme &
des dignités qui répandent ſur la fête
un éclat brillant & enchanteur. Il exiſte encore des cartouches où M. le Cat
eſt nommé Connétable. Le tour du
cartouche & la partie ſupérieure re-
préſentent le Parnaſſe , au bas ſont ſes
armes avec ſa deviſe chérie tirée de
Tacite , & au-deſſus ces deux vers de
Virgile ,

Ipſe ſuas artes , ſua munera lœtus Apollo

Augurium , citharamque dabat , celereſque ſagittas,

Juſqu'ici nous avons conſidéré M. le
Cat tel qu'il s'eſt montré au monde, par
ſes Ecrits , par les productions de l'eſprit, l'homme extérieur en un mot. Il
eſt tems de deſcendre avec lui dans ſes
exercices ordinaires , dans ſa maiſon,
dans ſon cœur. C'eſt le dernier trait
de ſon tableau. Nous y verrons M. le

Cat auſſi reſpectable dans ſa vie privée qu'il étoit admirable dans ſa conduite publique , cet amour inſatiable de la Gloire dirigé par l'amour de l'Humanité.

Pénétré de cette maxime que nous ne ſommes pas nés pour nous , mais pour la Patrie & pour tous les hommes , toutes ſes actions avoient l'humanité pour objet , & ſes regards vers la gloire la lui faiſoient enviſager comme une récompenſe qui n'eſt due qu'aux ſervices , & qu'il eſt permis à une conſcience noble & pure d'ambitionner. Il étoit toujours ſaiſi d'un enthouſiaſme reſpectueux pour ſa profeſſion , fondé ſur ce qu'elle eſt la plus utile , la plus ſecourable de toutes , ſur ce que ſes opérations ſont autant de bienfaits. Les découvertes & même les recherches des Savans ſont des actes de vertu , & quel plus beau motif d'encouragement à l'étude que de penſer que le ſoulagement d'une infinité de malades en dépend , que la réſurrection d'une infinité d'autres dont la mort étoit certaine en ſera le fruit , & que ce bienfait ſera perpétué & multiplié dans la poſtérité la plus reculée.

Cet enthoufiafme fi noble & fi vif, il le communiquoit à tous ceux qui l'environnôient, fes leçons étoient diftribuées avec la facilité d'un homme rempli de fon objet, avec la vivacité d'un maître perfuadé de ce qu'il enfeigne. Ses Eleves enflammés par fon éloquence foutenoient fes opinions avec chaleur ; fes Amis faifoient de lui un éloge fans bornes ; ceux qui avoient eu le bonheur d'être foulagés par lui & d'être arrachés à la mort ou aux douleurs témoignoient leur reconnoiffance par des expreffions qu'on n'emploie pas pour les bienfaits ordinaires ; & leur famille n'étoit plus compofée que de Panégyriftes empreffés à publier fes miracles & à lui chercher les occafions d'en faire de nouveaux.

Le moyen de perpétuer les découvertes en anatomie, & de s'acquérir un droit fur la reconnoiffance de l'univers futur étoit, felon M. le Cat, de cultiver toutes les Sciences & tous les Arts & de favorifer leurs progrès. Tous ceux que fa gloire éblouiffoit lui reprochoient cette ambition inquiete qui lui faifoit embraffer les Sciences dans toutes leurs parties, ce defir de pof-

68 ÉLOGE

féder l'univerfalité des connoiffances.
Plufieurs même de ceux qui lui accordoient un refpect & une admiration
mérités , auroient défiré qu'il fe fut
borné dans le choix de fes études, qu'il
eût concentré fur l'Anatomie & la
Chirurgie ce feu , cette vivacité qu'il
divifoit & diftribuoit fur toutes les
branches des connoiffances humaines.
Mais ce qu'on exigeoit de lui n'é-
toit pas dans la nature , on deman-
doit qu'il fut un autre homme. Cette
infatiabilité étoit chez lui un befoin ,
tel étoit le tempérament de fon ame ,
elle ne fe divifoit point fur les objets,
elle fe livroit toute entiére à chacun
d'eux. Il auroit voulu jouir à la fois de
tous fes fens & en multiplier les ufages. Il n'admettoit point la penfée
d'Horace , que l'efprit qui s'occupe de
plufieurs objets eft moins capable de
les examiner en détail. Cette penfée ,
indice de foibleffe , ne pouvoit entrer
dans fon ame héroïque. Il croyoit au
contraire que tous les Arts fe prêtent
une mutuelle clarté ; qu'ils font autant
de flambeaux dont la réunion produit
une lumiere plus vive & plus éclatan-
te ; & que la jouiffance de tous les fens

de l'ame feroit le fruit de l'exercice de toutes fes facultés.

Nous pouvons ajouter encore pour fa juftification complette auprès des Cenfeurs les plus difficiles , que l'Anatomie étoit fa principale occupation & le centre auquel tout étoit rapporté. Jamais aucun Chirurgien n'a montré plus d'affiduité & d'exactitude , jamais aucun n'a donné plus de tems à l'Anatomie. Il l'exerçoit par amour du devoir & par principe d'humanité. Tous les jours il faifoit réguliérement les panfemens matin & foir , quoiqu'il pût légitimement, eu égard à fon âge , à fes maladies & à fon travail, s'en difpenfer quelquefois & fe repofer fur les habiles Subftituts qu'il avoit formés.

Tous les jours après le repas , il donnoit des leçons fur la maniere d'opérer aux Penfionnaires étrangers que fa célébrité lui attiroit. Il les regardoit comme fes enfans, il les chériffoit comme des difciples deftinés à répandre dans l'univers une doctrine falutaire , à rendre les hommes plus heureux en les délivrant de leurs infirmités , enfin à multiplier fes bienfaits & fes titres fur la reconnoiffance univerfelle.

C'étoit chez les Etrangers un mérite que d'avoir pris des leçons de M. le
Cat , & un titre pour parvenir aux pre-
mieres places de la Chirurgie. Quelle
douce émotion dût reſſentir ſon ame
généreuſe , lorſque dans un voyage
qu'il fit à Londres ſur la fin de ſa vie ,
il y trouva ſes anciens Eleves , qui de-
venus maîtres à leur tour rempliſſoient
les chaires de Profeſſeurs. Il pût ſe dire
alors : ma doctrine eſt aſſurée , mes découvertes utiles ſeront toujours con-
nues , c'eſt maintenant que je goûte le
fruit de ma perſévérance ; mes fatigues ,
mes veilles ſont récompenſées , les efforts de l'Envie ſont anéantis , il ne reſ-
tera que le bien que j'ai fait aux hommes.

Il leur en faiſoit un continuel par
l'accompliſſement de ſes devoirs. Je
ſuis bien fatigué , diſoit-il quelquefois
le ſoir après ſes panſemens , mais j'ai
rempli mes devoirs , je n'ai rien laiſſé en
arriere & j'ai eu le bonheur d'être utile.

Il avoit au ſuprême dégré cette
prompte ſenſibilité que l'on attribue
à ceux de ſa Province , cette vivacité
franche qui fait aimer & excuſer leur
Cœur. S'il n'avoit pas toujours la force
de ſe modérer dans la diſpute & dans

la chaleur de la converfation, il avoit le bonheur plus rare encore de s'en appercevoir, & le courage de le réparer fur le champ.

Le recit d'un trait vertueux, la lecture ou la reprefentation d'une fcene touchante l'attendriffoient jufqu'aux larmes. Cette fenfibilité l'intéreffoit au fort de tous ceux qui fouffroient.

Combien a-t-il foulagé d'infortunés à qui la maladie & l'indigence rendoient les Hôpitaux néceffaires, mais que d'autres confidérations privoient de cette reffource.

Combien de fois s'eft-il gêné lui-même pour foutenir de jeunes Eleves qui montroient des difpofitions. Sa piété patriotique y voyoit un double avantage, celui de les faire jouir de leur talent, & celui d'en faire jouir le Public.

C'étoit par principe d'humanité, c'étoit pour procurer aux hommes d'habiles Anatomiftes qu'il excita l'émulation entre fes Etudians par des Prix à fes frais pendant quelques années.

Meffieurs de Vilie, touchés de cette générofité, ont bien voulu lui fuccéder de fon vivant, fe charger eux-mêmes de cette fondation, & ajouter pour d'autres Sciences plufieurs Prix dignes des nobles fentimens qui les afliment pour la gloire de leur Ville, & pour la confervation des talens qui l'ont toujours diftinguée.

Mais le témoignage que nous rendons au cœur bienfaifant & généreux de M. le Cat ne le caractérife pas affez. La bienfaifance a par elle-même des attraits qui devroient en rendre l'exercice univerfel. C'eft un penchant fi naturel & fi doux, qu'il femble injurieux de la prêcher aux hommes. Il porta la générofité jufqu'où il eft poffible de la porter, jufqu'au pardon des offenfes & jufqu'à l'amour de fes ennemis. La calomnie ofa le noircir & prefenter au Parlement un Libelle diffamatoire, une Satyre atroce capable, fi on y eût ajouté foi, de le ruiner entiérement, & de lui faire perdre l'honneur avec fon état.

Celui qui facrifioit tous les momens de fa vie à rendre la fanté aux hommes, fut accufé de les facrifier eux-mêmes à la vaine curiofité de fes découvertes, & à la cruelle ambition de faire admirer fa dextérité. On traitoit d'infenfibilité barbare cette fermeté fainte qui, fermant l'oreille aux cris attendriſſans de la douleur, ſurmonte la premiere impreſſion de l'humanité pour s'élever à l'héroïſme de la Religion & de la Nature. Mais ſa preſence d'eſprit inaltérable pendant l'opération, n'excluoit jamais de ſon cœur la compaſſion & la tendreſſe; & dans tous les tems ſes malades trouvoient en lui un conſolateur.

Le Parlement, dont il avoit éprouvé la protection conſtante, lui rendit encore juſtice; il y trouva un défenſeur dans un Magiſtrat (*) dont la pénétration fait démaſquer l'impoſture, & dont la majeſtueuſe éloquence, employée efficacement à ſoutenir les opprimés, honore le miniſtere dont il eſt revêtu. Un tableau de M. le Cat, tel qu'il avoit été toute ſa vie, conſtamment guidé par des principes de zele & d'honneur, mis en parallele avec les couleurs odieuſes dont on s'efforçoit de le noircir, opéra ſa juſtification : la Cour qui connoiſſoit la nobleſſe de ſes ſentimens & l'intégrité de ſa conduite, le reconnut avec joie

_____

(*) M. De Grécourt, Avocat Général.

dans le portrait fidele qui lui étoit pre-
fenté, & l'envie & la calomnie furent
pour M. le Cat ce qu'elles font fouvent pour les Grands-hommes, un nouveau fujet de triomphe.

Il fçut éviter l'écueil de la vengeance, il ne céda pas à cette foibleffe
de la fierté victorieufe qu'on a eu la
barbarie de nommer le plaifir des
Dieux. Si la vengeance eft réfervée à
l'Etre suprême, ce ne peut être que
comme un acte de Juftice, & parce
qu'un Etre entiérement pur a feul le
droit d'être févére.

L'unique moyen qu'il employa pour
fe venger de fes ennemis fut de les aimer, de les foulager dans leurs peines, de les affifter dans leurs befoins
fans leur faire fentir le poids des bienfaits qu'il répandoit fur eux, de les pro-
téger même, & de fupplier pour écar-
ter de deffus leur tête les châtimens dus
à leur injuftice.

Ce qu'il avoit le plus à cœur, ce
qu'il recommandoit à fes Eleves avec
le plus d'inftances étoit le rigoureux
emploi du tems, de ce tréfor ineftima-
ble, le feul qui foit en notre puiffance,
& dont nous faifons chaque jour une

diffipation volontaire & irréparable.
Une grande partie de la vie fe paffe
à mal faire , une plus grande à ne rien
faire , la vie entiere à faire autre chofe
que ce que l'on doit. L'occupation eft
le feul moyen de nous rendre utiles à
nous-mêmes & aux autres. C'eft femer
pour recueillir avec ufure , & ce n'eft
que par l'attention la plus conftante &
la plus fcrupuleufe à faire du tems un
emploi affidu , que M. le Cat à pu met-
tre au jour la quantité étonnante des
Ouvrages qu'on lui doit , & former un
nombre confidérable d'Éleves habiles
qui font les dépofitaires de fa doctrine,
qui fe font gloire de l'avouer pour leur
Maître , & qui le faifant revivre parmi
nous , autant qu'il eft en eux , par la
pratique de fes leçons , procurent à
l'humanité affligée de fa perte , l'unique confolation qu'elle puiffe recevoir.
Notre illuftre Profeffeur avoit pour
Amis & pour Correfpondans les hommes les plus célebres dans tous les genres. Sa maifon étoit le rendez-vous général de tous les Gens de Lettres , de
tous les Savans, de tous les Etrangers.
Le Curieux y trouvoit un Cabinet
d'Hiftoire Naturelle , le Chirurgien

une Salle d'Anatomie , le Phyſicien un Cabinet de Phyſique, le Savant une riche Bibliotheque , tous acqué-roient par ſa converſation de nouvelles lumieres.

En parlant de ſes Cabinets , nous avons fait le dénombrement de ſes ri-cheſſes. Il eut la douleur d'en voir con-ſumer une partie par l'incendie le 26 Décembre 1762. Pour juger de ſes regrets & de la valeur de cette perte, écoutons ce qu'il dit lui-même au ſujet d'un Mémorial de trois volumes in-fo-lio. » Il y avoit plus de vingt-cinq ans » que j'avois commencé à remplir ces » trois volumes , & on peut juger par » le nombre d'années & par l'âge de » vigueur où j'étois alors , combien il » contenoit de choſes ſur toutes les ma-» tieres..... Il y auroit de la folie à eſ-» pérer de pouvoir jamais réparer cette » perte , non plus que tant d'autres fai-» tes dans le même incendie ; mais je » penſe que je puis , que je dois même » continuer à travailler ſur le même » plan , raſſembler toujours des maté-» riaux , les donner même au Public , » enfin mourir les armes à la main com-» me un brave Citoyen.

Sa santé épuisée par les fatigues &
par l'étude étoit si délicate, que le ré-
gime le plus auftere lui étoit devenu
indifpenfable. Elle acheva de fe dé-
truire par la révolution que lui caufa
l'incendie de fon Cabinet, par les fui-
tes funeftes du peu de foin qu'il prit
de fa fanté dans ce moment critique
ou toute autre attention cédoit à
l'empreffement de fauver ce qu'il
eftimoit plus que fa vie, & fur-tout
par le travail qu'il entreprit pour réparer fes pertes. Enfin après avoir
employé à l'étude tous les interval-
les que lui laiffoit une maladie longue & cruelle, il termina dans le fein
de la Religion fa carriere philofophi-
que. Il ceffa de vivre ou plutôt de travailler le vingtieme jour d'Août 1768.

La veille de fon décès, il écrivoit
encore à M. Bertin, Miniftre de la Province de Normandie, dont il éprouvoit
la protection généreufe, & qui lui avoit
obtenu fes Lettres de Nobleffe. Inftruit
en 1766 que M. le Cat continuoit un
Ouvrage commencé depuis long-
temps, & qui le conftituoit en des dé-
penfes au-deffus de fes forces, ce digne
Miniftre obtint pour lui une gratifica-

tion de 6000 livres , & y joignit de fes propres fonds une penfion annuelle de 1200 livres. Il a fouvent honoré M. le Cat de lettres pleines de favantes réflexions fur les Ouvrages qu'il lui avoit préfentés. C'eft par ceux qui cultivent les Sciences , & qui en connoiffent le prix qu'il eft glorieux pour elles d'être protégées. Ils travaillent à la fois pour la gloire des Arts & pour l'utilité des hommes. Combien de Manufcrits précieux reftent enfouis dans les Cabinets des Savants. Combien de Mines fécondes font perdues à jamais , fi par leur exploitation un Citoyen généreux ne fait jouir la Société des tréfors qu'elles renferment.

De fon mariage avec Marguerite Champoffin , de Rouen , il a laiffé une fille mariée à M. David , Docteur en Médecine , Maître en Chirurgie & Membre de cette Académie. Il eft connu par divers Ouvrages eftimés fur la Phyfique & l'Anatomie. C'étoit par de femblables titres que M. le Cat pouvoit fe déterminer , & ce choix de M. le Cat leur donne à fon tour un nouveau luftre. M. David lui fuccede dans fes Penfions , & le remplace dans fes fonctions de Lithotomiste de la Province, de Démonstrateur, & de Chirurgien en chef de l'Hôtel-Dieu, survivance que M. le Cat avoit eu la précaution de lui faire assurer.

Il avoit eu aussi celle de faire réserver un tiers des Pensions pour Madame sa Veuve, fidele compagne de ses exercices & de ses voyages, pour qui aucune de ses occupations n'étoit étrangere, & qui avoit adopté ses goûts & ses travaux de tous les genres. Digne Veuve de cet homme respectable, il n'est pas possible de rien ajouter aux soins qu'elle s'est donnés pour que la mémoire de son Mari fut honorée comme elle doit l'être. Alexandre vouloit qu'Apelle eut seul le privilege de le peindre. Il eût de même été flatteur pour elle que cet Eloge fut l'ouvrage d'une plume moins novice, d'une plume instruite par l'usage & par l'exercice à faire naître dans les ames des transports d'admiration, & à exciter dans nos cœurs attendris de justes regrets sur la perte d'un si Grand Homme. Nous sentons que nous sommes restés bien au-dessous du sujet, que nous en avons moins dit qu'il n'en reste à dire ;

& nous laiſſons le ſoin de louer M. le
Cat dignement aux Indigens qu'il a
ſoulagés, aux Malades qu'il a guéris,
aux Artiſtes qu'il a protégés, aux Maîtres qu'il a formés, à tous ceux enfin
qui ont profité de ſes lumieres & de ſes
bienfaits.

F I N.

───────────────

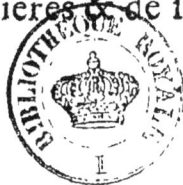

*EXTRAIT des Regiſtres de l'Académie des Scien-
ces, Belles-Lettres & Arts de Rouen.*

Du Mercredi 15 Novembre 1769.

Sur le rapport de Meſſieurs DE MIROMENIL
& DAVID, Commiſſaires nommés pour l'examen
de l'*Éloge de M. le Cat*, compoſé par M. BALLIERE
DELAISMENT, alors Secrétaire perpétuel pour les
Sciences, & lu par lui à la Séance publique du 2
Août de cette année, l'Académie a arrêté que cet
Eloge ſera imprimé au nom de la Compagnie, &
ſous le Privilege général qui lui a été accordé le
20 Août 1752, & enregiſtré ſur le regiſtre de
la Chambre Royale des Libraires-Imprimeurs de
Paris, n°. 71. fol. 47. le 10 Novembre 1752.

Le Chr. DE LA MALTIERE, *Directeur.*

DE SAINT VICTOR, *Secrétaire des Sciences.*

www.ingramcontent.com/pod-product-compliance
Lightning Source LLC
Chambersburg PA
CBHW071240200326
41521CB00009B/1566